essentials

Essentials liefern aktuelles Wissen in konzentrierter Form. Die Essenz dessen, worauf es als „State-of-the-Art" in der gegenwärtigen Fachdiskussion oder in der Praxis ankommt. *Essentials* informieren schnell, unkompliziert und verständlich

- als Einführung in ein aktuelles Thema aus Ihrem Fachgebiet
- als Einstieg in ein für Sie noch unbekanntes Themenfeld
- als Einblick, um zum Thema mitreden zu können

Die Bücher in elektronischer und gedruckter Form bringen das Fachwissen von Springerautor*innen kompakt zur Darstellung. Sie sind besonders für die Nutzung als eBook auf Tablet-PCs, eBook-Readern und Smartphones geeignet. *Essentials* sind Wissensbausteine aus den Wirtschafts-, Sozial- und Geisteswissenschaften, aus Technik und Naturwissenschaften sowie aus Medizin, Psychologie und Gesundheitsberufen. Von renommierten Autor*innen aller Springer-Verlagsmarken.

Adrian Cavalcanti Kußmaul ·
Frank Unglaub

Frakturen der Mittelhand und Finger

Eine Übersicht für Ärzte aller Fachgebiete

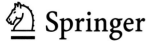 Springer

Adrian Cavalcanti Kußmaul, Dr. med.
Klinik für Orthopädie und
Unfallchirurgie
Muskuloskelettales Universitätszentrum
München (MUM),
Ludwig-Maximilians-Universität
München, Deutschland

Abteilung für Handchirurgie
Vulpius Klinik
Bad Rappenau, Deutschland

Frank Unglaub, Prof. Dr. med.
Abteilung für Handchirurgie
Vulpius Klinik
Bad Rappenau, Deutschland

Medizinische Fakultät Mannheim
der Universität Heidelberg
Mannheim, Deutschland

ISSN 2197-6708 ISSN 2197-6716 (electronic)
essentials
ISBN 978-3-662-68975-2 ISBN 978-3-662-68976-9 (eBook)
https://doi.org/10.1007/978-3-662-68976-9

Die Deutsche Nationalbibliothek verzeichnet diese Publikation in der Deutschen Nationalbibliografie; detaillierte bibliografische Daten sind im Internet über https://portal.dnb.de abrufbar.

Planung/Lektorat: Antje Lenzen
Springer ist ein Imprint der eingetragenen Gesellschaft Springer-Verlag GmbH, DE und ist ein Teil von Springer Nature.
Die Anschrift der Gesellschaft ist: Heidelberger Platz 3, 14197 Berlin, Germany

Das Papier dieses Produkts ist recycelbar.

Was Sie in diesem *essential* finden können

- Eine Beschreibung der Anatomie der Hand in Hinblick auf die Entstehung und Versorgung von Frakturen
- Einen Einblick in die Epidemiologie, Pathophysiologie, Klinik und Diagnostik von Mittelhand- und Fingerfrakturen
- Eine Übersicht über die therapeutischen Optionen sowie der entsprechenden Indikationen für Frakturen der Mittelhand und Finger hinsichtlich konservativer oder operativer Therapie
- Ein Überblick über die grundlegenden operativen Verfahren, ihre technische Durchführung, ihre Nutzen-Risiko-Abwägung sowie ein Einblick in ihre Nachbehandlung
- Eine Zusammenfassung der Prognose von Mittelhand- und Fingerfrakturen

Danksagung

Wir möchten uns herzlich bei Frau Katrin Spier und Herrn Dr. med. Ali Ayache für die Bereitstellung der diversen Abbildungen bedanken, die zu einer deutlichen Veranschaulichung der Thematik und damit einer beträchtlichen Aufwertung dieses Essentials geführt haben.

Inhaltsverzeichnis

Abkürzungsverzeichnis

APL	M. abductor pollicis longus
CT	Computertomographie
DGUV	Deutsche Gesetzliche Unfallversicherung
DIP	Distales Interphalangealgelenk
IP	Interphalangealgelenk
K-Draht	Kirschner-Draht
M.	Musculus
MCP	Metakarpophalangealgelenke
MHK	Mittelhandknochen
Mm.	Musculi
MRT	Magnetresonanztomographie
N.	Nervus
PIP	Proximales Interphalangealgelenk
WALANT	wide awake local anesthesia technique

Definition

1

Frakturen der Mittelhand und Finger umfassen Frakturen beginnend ab der proximalen Basis der Mittelhandknochen bis zu den Endgliedern der Phalangen. Verletzungen des Handgelenks im Sinne von distalen Unterarmfrakturen oder Frakturen der Handwurzel sind nicht Teil dieses Essentials.

© Der/die Autor(en), exklusiv lizenziert an Springer-Verlag GmbH, DE, ein Teil von Springer Nature 2024
A. Cavalcanti Kußmaul und F. Unglaub, *Frakturen der Mittelhand und Finger*, essentials, https://doi.org/10.1007/978-3-662-68976-9_1

Epidemiologie

Während 2021 die vom Statistischen Bundesamt in Deutschland erfasste Anzahl stationärer Patienten mit der Diagnose „Fraktur der Mittelhand" oder „Fingerfraktur" jeweils nur unter 1 % aller Frakturen betrug, kann die tatsächliche Inzidenz unter anderem aufgrund des ambulanten Behandlungspotenzials deutlich höher angenommen werden [1, 2]. Dies geht dementsprechend mit einer allgemeinen Unterschätzung der Häufigkeit einher. Dahingehend stellen Mittelhand- und Fingerfrakturen mit einer internationalen Inzidenz von 114 bis 1483 pro 100.000 Einwohnern die häufigsten Frakturen dar und machen bis zu 10 % aller Frakturen aus (Tab. 2.1) [3–10].

Auch machen Fingerfrakturen ein Viertel aller übersehenen Frakturen aus und sind in 25 % der Fälle für Fingereinsteifungen verantwortlich [11, 12]. Verkomplizierend hinsichtlich der Erfassung einer genauen Inzidenz in Deutschland kommt zum ambulanten Behandlungspotential dieser Frakturen hinzu, dass weitere Anteile über die privaten und berufsgenossenschaftlichen Krankenkassen erfasst werden. Eine dahingehende erfolgte Anfrage zur Erfassung einer aktuellen epidemiologischen Datenlage in Deutschland an das Zentralinstitut für die kassenärztliche Versorgung, an den Dachverband der Deutschen Gesetzlichen Unfallversicherung (DGUV) sowie an das statistische Bundesamt ergab eine Gesamtanzahl der jährlichen Finger-und Mittelhandfrakturen von etwa 320.000 (Tab. 2.2).

Im Allgemeinen sind Männer dreimal so häufig wie Frauen von Fingerfrakturen betroffen, wohingegen im höheren Alter vorwiegend Frauen Fingerfrakturen erleiden [13]. Bezüglich der Häufigkeitsverteilung können am meisten Frakturen des Kleinfingers beobachtet werden, gefolgt von Frakturen des Daumens sowie

A. Cavalcanti Kußmaul und F. Unglaub, *Frakturen der Mittelhand und Finger*, essentials, https://doi.org/10.1007/978-3-662-68976-9_2

Tab. 2.1 Vergleich internationaler Inzidenzen von Mittelhand- und Fingerfrakturen

#	Titel	Autor	Land	Zeitraum	Kohorten Alter	Kohorte	Inzidenz Hand Frakturen ohne Handgelenk, incl. Finger	Inzidenz Metacarpalfrakut S62.2, S62.3, S62.4	Anteil an Handverletzungen	Inzidenz Finger- fraktur S62.5, S62.6, S62.7	Anteil an Handverletzungen
1	Fracture incidence in adults in relation to age and gender: A study of 27,169 fractures in the Swedish Fracture Register in a well-defined catchment area	Bergh et al.	Schweden	2015–2018	≥ 16 Jahre	550,000 Einwohner Einzugsgebiet	158.9/100.000 (Metacarpal+Finger)	89/100.000	7.20%	70/100.000	5.70%
2	Incidence estimates of hand and upper extremity injuries in Italy	Gigantesco et al.	Italien	2011	Alle Altersgruppen	Registrierte Patienten in der Notaufnahme in ganz Italien	1483/100.000	260/100.000	17.50% (Anteil an Handfrakturen)	232/100.000	15.7% (Anteil an Handfrakturen)
3	Epidemiology of Bone Fractures in the Hand in Adult Population Using the ICD-10 Classification	Dominguez-Prado et al.	Spanien	2016–2018	≥ 16 Jahre	470,000 Einwohner Einzugsgebiet	1232 Fälle (geschätzte Inzidenz: 262/100.000)	(Geschätzt Inzidenz: 152/100.000)	58%	(Geschätzt Inzidenz: 84/100.000)	32%
4	Epidemiology of extremity fractures in the Netherlands	Beerekamp et al.	Niederlande	2012	≥ 16 Jahre	Registrierte Patienten im national Patienten Resgister	310/100.000				
5	Trends of hand injuries presenting to US emergency departments: A 10-year national analysis	Gordon et al.	USA	2009–2018	Alle Altersgruppen	Registrierte Fälle im The national electronic injury surveillance system (NEISS)	714/100.000			450/100.000	63%
6	Trends in Upper Extremity Injuries Presenting to US Emergency Departments	Wenzinger et al.	USA	2010	≥ 18 Jahre	Registrierte Fälle im The Nationwide Emergency Department Sample (NEDS)	351.096 Fälle (geschätzte Inzidenz: 114/100.000)			240.913 Fälle (geschätzte Inzidenz: 78/100.000)	69%

des Ring-, Mittel- und Zeigefingers [13]. Frakturen der Mittelhand treten häufig zwischen dem 10. und 40. Lebensjahr auf und weisen zudem ein vermehrtes Vorkommen bei Männern und Sportlern auf [12, 14].

Tab. 2.2 Gesamtzahl von Mittelhand- und Fingerfrakturen

	Stationäre Patienten im Jahr 2021 mit Hauptdiagnosen S. 62.2–S. 62.7*	Krankenkassen-übergreifende vertragsärztliche Abrechnungsdaten des Jahres 2022**	Fälle der Deutschen Gesetzlichen Unfallversicherung 2021***
Gesamt	16.188	296.740	7073
Gesamte Hand oder einzelne Finger ohne nähere Angabe	–	–	227
Frakturen der Mittelhandknochen	7143	110.472	2442
Frakturen des MHK I (S. 62.2)	1159	11.594	–
Frakturen eines sonstigen MHK (S. 62.3)	5704	95.641	–
Multiple Frakturen der MHK (S. 62.4)	280	3237	–
Fraktur der Finger	9045	186.268	4404
Fraktur des Daumens (S. 62.5)	1563	29.211	854
Fraktur eines sonstigen Fingers (S. 62.6)	7436	155.031	3347
Multiple Frakturen der Finger (S. 62.7)	46	2026	203
Summe der jährlichen Finger- und Mittelhandfrakturen in Deutschland	320.001		

Anatomie und Funktionalität der Hand 3

Grundlegend besteht die Hand aus 27 Knochen, welche in drei Gruppen eingeteilt werden können: Handwurzel- und Mittelhandknochen (MHK) sowie die Phalangen. Während sich palmar die Handfläche und dorsal der Handrücken befindet, wird die Hand radial durch den Daumen und ulnar durch den Kleinfinger begrenzt. Die acht Handwurzelknochen sind zweireihig aufgebaut, wobei die proximale Reihe Teil des eigentlichen Handgelenks ist und die distale Reihe mit den Basen der MHK artikuliert. Die MHK werden von eins bis fünf nummeriert, eins den Daumen und fünf den Kleinfinger repräsentierend. Sie sind fächerförmig aufgebaut und die konvexe Form des Schaftes der MHK bedingt die klassische „Tellerform" der Handfläche. Die eher breit auslaufenden Köpfe der MHK artikulieren in den Metakarpophalangealgelenken (MCP) mit den proximalen Phalangen und bilden, insbesondere bei Flexion, die charakteristischen „Knöchel" der Hand. Zudem erlauben die MCP eine Flexion und Extension der Finger sowie eine geringgradige Ab-und Adduktion bei extendiertem Finger. Die Finger II bis V bestehen aus je drei knöchernen Gliedern, der proximalen, mittleren und distalen Phalanx, welche untereinander im proximalen und distalen Interphalangealgelenk (PIP und DIP) miteinander artikulieren. Der Daumen besteht aus lediglich zwei Gliedern welche im Interphalangealgelenk miteinander artikulieren. Diese Gelenke erlauben dementsprechend eine separate Flexion und Extension an zwei Stellen entlang des jeweiligen Fingers. Während die Flexion der Finger durch die Handinnenfläche begrenzt wird, verhindert die palmare Platte, welche palmar die Gelenkkapsel verstärkt, eine Hyperextension der Gelenke. Der Daumen hingegen besteht aus nur zwei Gliedern, deren Verbindungen proximal durch das Daumengrundgelenk und distal durch das Interphalangealgelenk (IP) gebildet wird [11].

A. Cavalcanti Kußmaul und F. Unglaub, *Frakturen der Mittelhand und Finger*, essentials, https://doi.org/10.1007/978-3-662-68976-9_3

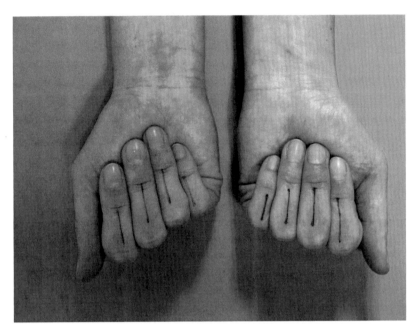

Abb. 3.1 Physiologischer Faustschluss, die Finger II-V laufen auf das Kahnbein und Mondbein zu [2]

Funktionell stellt die Hand ein evolutionäres Wunderwerk dar, deren Komplexität in vielerlei Hinsicht einzigartig ist und letztlich auch deshalb den Menschen von anderen Säugetieren grundlegend unterscheidet [15]. Während die Finger bei ausgestreckter Hand leicht auseinander zeigen bei annährend parallelen Fingernägeln, bedingt eine physiologische Rotation der Mittelgelenke bei Flexion, dass die Fingerlängsachsen beim Faustschluss ungekreuzt und parallel auf den Pol des Kahnbeins (Os scaphoideum) und des Mondbeins (Os lunatum) zulaufen (Abb. 3.1) [12, 16–19].

Folglich resultiert jedes Grad frakturbedingter Torsionsfehlstellung der Mittelhandknochen in einer 5° Torsion der entsprechenden Fingerspitze, welche ihrerseits eine klinisch apparenten Überkreuzung von ca. 1,5 cm der Finger beim Faustschluss zur Folge hat (Abb. 3.2 und 3.3) [20].

Hinsichtlich ihrer Biomechanik können insgesamt 6 Handgriffe unterschieden werden, welche in Summe die Funktionalität der Hand widerspiegeln (Tab. 3.1, Abb. 3.4) [15].

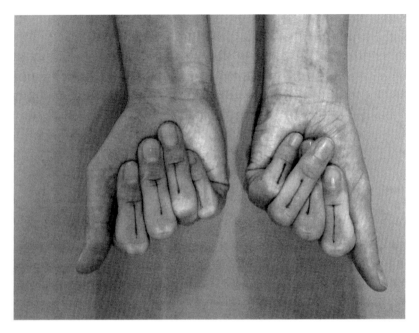

Abb. 3.2 Torsionsfehlstellung der linken Hand, der Ringfinger überkreuzt den Mittelfinger
[2]

Folglich ist die Wiederherstellung eben dieser Fähigkeit der Hand, die oben
genannten Positionen einzunehmen und die entsprechenden Fähigkeiten auszu-
üben, entscheidend für die Genese der Patienten und damit letztlich für die
Wiederaufnahme einer aktiven Teilnahme am Leben der Betroffenen [15].

Abb. 3.3 Schematische
Darstellung einer
Torsionsfehlstellung des
Ringfingers. Die
Fingernägel sind nicht mehr
parallel ausgerichtet (aus
[19])

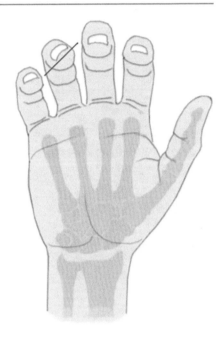

Tab. 3.1 Die 6 grundlegenden Handgriffe

Handgriff	Funktion
Palmarer Spitzgriff (Abb. 3.4a)	Zusammenbringen des Daumens und des Zeigefingers mit den Fingerbeeren
Schlüsselgriff (Abb. 3.4b)	Adduktion des Daumens, insbesondere der Fingerbeere, zur radialen Seite der mittleren Phalanx des Zeigefingers bei flektierten Fingern II-IV im MCP, PIP und DIP
Grob-/oder Kraftgriff (Abb. 3.4c)	Zusammenkommen von insbesondere Daumen, Zeigefinger und Mittelfinger zum Umschließen eines zylindrischen Objektes
Hakengriff (Abb. 3.4d)	Flexion von DIP und PIP und Extension im MCP der Finger II-V
Fingerkuppenspitzgriff (Abb. 3.4e)	Flexion im IP des Daumens und im DIP des Zeigefingers, Zusammenbringen der jeweiligen Fingernagelspitzen
Sphärengriff (Abb. 3.4f)	DIPs und PIPs flektiert bis ca. 30° bei palmarer Abduktion des Daumens

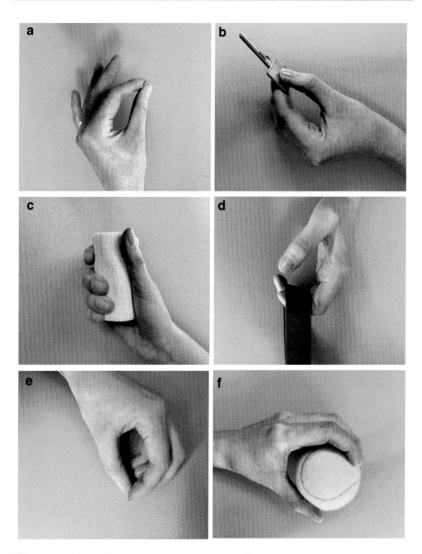

Abb. 3.4 a–f Darstellung der grundlegenen Handgriffe, siehe auch Tabelle 3.1

Ätiologie

4

Finger-und Mittelhandfrakturen lassen sich häufig auf Arbeitsunfälle, sportliche Aktivitäten sowie körperliche Auseinandersetzungen zurückführen. Mechanisch betrachtet kommt es vorwiegend zu direkten Traumata, die entweder über eine axiale Krafteinwirkung (u. a. Ballsport, Auseinandersetzungen) oder Biege- und Torsionsmomente (u. a. Stürze und direkte Anpralltraumata) auf Mittelhand und Finger wirken [12].

Symptomatik

5

Grundlegend gelten auch für Frakturen der Mittelhand und Finger/Daumen die sicheren Frakturzeichen: Fehlstellung, Knochenreiben (Krepitation), abnorme Mobilität und sichtbare Knochenfragmente. Im Speziellen gehen diese Frakturen in der Regel ebenfalls mit Schmerzen, Schwellungen oder Hämatomen einher [13, 16, 21, 22]. Kennzeichnend für Fingerendgliedfrakturen sind zudem die Entstehung von subungualen Hämatomen [23]. Die Hämatomfarbe ermöglicht im Allgemeinen eine zeitliche Eingrenzung des Verletzungsgeschehens. Zudem kennzeichnend sind Bewegungeinschränkungen, Achsabweichungen und funktionelle Einbußen.

Frakturen der Basis des Fingerendglieds können zudem mit einem hängenden Endglied als Zeichen eines Strecksehnenabrisses oder einer Hyperextension in Folge einer knöchern ausgerissenen Beugesehne vergesellschaftet sein [13].

Diagnostik

6

Wegweisend für die Diagnose von Finger-und Mittelhandfrakturen sind Anamnese, klinischer Untersuchungsbefund und bildgebende Verfahren. Anamnestisch sollte der Schwerpunkt neben dem Unfallhergang und der einwirkenden Kraft auf individuelle Faktoren mit entsprechend unterschiedlich geforderter Fingerfertigkeit wie beispielsweise Handdominanz, Beruf und Hobbies gelegt werden.

Grundlegend für die klinische Untersuchung ist eine Untersuchung im Seitenvergleich, um anatomische Veränderungen und funktionelle Einbußen adäquat erkennen zu können. Fester Bestandteil sollte zudem die Überprüfung der Durchblutung, Motorik und Sensibilität (DMS) und wenn notwendig die Feststellung des Ausmaßes eines Weichteilschadens sein [24].

Röntgenaufnahmen sollten stets dorsopalmar und streng seitlich erfolgen, ggf. kann auch eine schräge Ebene erforderlich sein. Eine Computertomographie (CT) kommt nicht nur diagnostisch bei vermuteter Gelenkbeteiligung und mehrfragmentären Frakturen sowie zur Beurteilung des Frakturmusters zum Einsatz, sondern kann therapeutisch die Planung des operativen Zugangsweges und Auswahl der Osteosynthese erleichtern [16, 21, 22]. Eine Magnetresonanztomographie (MRT) spielt bei der Diagnose von Frakturen der Mittelhand und Finger eine untergeordnete Rolle und kommt allenfalls zur Beurteilung von Band- oder Sehnenverletzungen zum Einsatz. Hier bietet die Ultraschalluntersuchung als dynamisches Verfahren teilweise Vorteile zur MRT. [13, 24].

Klassifikation

Für Frakturen der MHK und Finger existiert derzeit keine einheitlich verwendete Klassifikation, sondern die Einteilung erfolgt meist anhand der Beschreibung ihrer Lokalisation und Morphologie, zu der insbesondere die Dislokation, Instabilität und Gelenkbeteiligung gehören [12, 25]. Zwar wurde die AO Klassifikation 1997 um ein Kapitel für Finger/Daumen ergänzt, sodass die ersten drei Zahlen den betroffenen Fingerstrahl und die Lokalisation sowie weitere Buchstaben und Zahlen den Frakturtyp beschreiben, jedoch ist diese weiterhin aufgrund der Besonderheiten des Handskeletts nicht praktikabel und wird entsprechend nicht oft angewandt [13, 25].

Dennoch existieren für einige Frakturen individuell gebräuchliche Klassifikationen, welche untenstehend von distal nach proximal aufgeführt sind (Tab. 7.1. 7.2,7.3, 7.4, 7.5 und 7.6):

Tab. 7.1 Klassifikation der dorsalen Endgliedbasisfraktur nach Wehbé u. Schneider [26]

Typ 1 A, B, C*	Keine Subluxation des DIP
Typ 2 A, B, C	Subluxation des DIP
Typ 3 A, B, C	Extraartikuläre Fraktur

* Gelenkflächenbeteiligung: A = 1/3, B = 2/3, C = > 2/3

Tab. 7.2 Klassifikation des knöchernen Beugesehnenabrisses nach Leddy und Packer [27] bzw. Smith [28]

Typ 1:	Retraktion der tiefen Beugesehne bis in die Hohlhand, häufig ohne Knochenfragment
Typ 2:	Retraktion der tiefen Beugesehne bis zum PIP-Gelenk, häufig mit kleinem knöchernen Fragment
Typ 3:	Knöcherner Ausriss mit großem Fragment welches distal des A4 Ringbandes hängen bleibt
Typ 4:	Abriss der tiefen Beugesehne mit simultaner Endgliedfraktur

Tab. 7.3 Klassifikation der Grund- und Mittelgliedkopffraktur nach Weiss und Hastings [29]

Typ 1	Rechtwinkelige Kopffraktur mit horizontaler Frakturlinie
Typ 2a	Kurze Schrägfraktur
Typ 2b	Lange Schrägfraktur
Typ 3	Bikondyläre Fraktur
Typ 4a	Fraktur in der Koronarebene mit dorsalem Fragment
Typ 4b	Fraktur in der Koronarebene mit palmarem Fragment

Tab. 7.4 Klassifikation der kindlichen subkapitalen Mittelgliedkopffraktur nach Al-Qattan [30]

Typ 1	Keine Dislokation
Typ 2	Dislokation mit Fragmentkontakt
Typ 3	Dislokation ohne Fragmentkontakt, Kopfrotation

Tab. 7.5 Klassifikation der Mittelgliedbasisfraktur nach Hintringer [31]

Typ 1	Kleines palmares Fragment ohne oder nur geringer Impressionszone
Typ 2	Großes palmares Fragment, mittelgradige Impressionszone, dorsale Subluxation
Typ 3	Kleines palmares Fragment, massive Impression der gesamten Gelenkfläche, dorsale Subluxation
Typ 4	Destruktion der Mittelgliedbasis, zentrale Impressionszone, dorsale Subluxation, axiale Deviation

Tab. 7.6 Klassifikation der Mittelgliedbasisfraktur nach Seno [32]

Typ 1	Palmare Mittelgliedbasisfraktur
Typ 2	Dorsale Mittelgliedbasisfraktur
Typ 3	Pilon-Fraktur
Typ 4	Extraartikuläre Basisfraktur
Typ 5	Nicht nach Typ 1–4 klassifizierbar

Therapie

8

8.1 Therapieprinzipien

Entscheidend für die optimale Therapie von Frakturen der Mittelhand und Finger ist neben der Einleitung einer raschen, zielgerichteten Diagnostik die Frage, ob eine konservative oder operative Therapie das beste funktionelle Ergebnis für die Betroffenen bieten kann [21, 25, 33]. Im Vordergrund sollte hier stets die vollständige Wiederherstellung der Funktionalität, Kraft und Geschicklichkeit der Hand durch die Gewährleistung einer adäquaten Stabilität mit anschließend schnellstmöglicher Beübung stehen [11, 21, 33]. Auch Beachtung finden müssen neben medizinischen Aspekten individuelle Faktoren wie psychologische, soziale und körperliche Bedürfnisse, da diese sich massiv unterscheiden können [13]. Zudem sollte nicht der radiologische Befund, sondern stets die betroffene Person als Individuum im Vordergrund stehen, da Frakturen radiologisch länger sichtbar sein können, auch wenn die bis dahin statt gefundene Kallusbildung bereits vorher zu einer adäquaten Stabilität geführt hat. Klinisch entscheidend sollte daher vor allem die schmerzfreie Bewegung des Frakturgebietes sein, um eine zeitnahe physiotherapeutische Beübung beginnen zu können [25]. Diese wird in Form einer spezialisierten Physio-/Ergotherapie empfohlen, auch „Handtherapie" genannt, welche initial in protektiver Absicht die Sicherstellung der Stabilität bei gleichzeitiger Schmerzkontrolle und Durchführung abschwellender Maßnahmen beinhaltet, an die sich zunächst eine passive, dann aktiv-assistierte und zuletzt aktive Beübung zur Wiederherstellung der Funktionalität der Hand anschließt [11, 16, 34].

Auch besteht die therapeutische Herausforderung im Widerspruch zwischen einer für die Frakturkonsolidierung notwendigen Ruhigstellung und einer schnellstmöglichen Mobilität zum bestmöglichsten Funktionserhalt: Während die

A. Cavalcanti Kußmaul und F. Unglaub, *Frakturen der Mittelhand und Finger*, essentials, https://doi.org/10.1007/978-3-662-68976-9_8

konservative Therapie dahingehend das Risiko für Gelenkeinsteifungen, Weich-
teilverklebungen und einer verzögerten Konsolidierung der Fraktur birgt und eine
ausreichende Compliance der Betroffenen fordert, muss bei operativen Verfahren
das Risiko von Infektionen, Verletzungen oder Verklebungen umliegender Weichteile sowie auf Revisions- und ggf. notwendige Implantatentfernungsoperationen
geachtet werden [13, 21].

Hinsichtlich der anästhesiologischen Versorgung können die Mehrzahl der
Osteosynthesen unter lokalen Leitungsblöcken mit Anlage eines Tourniquets für
die Etablierung von Blutleere zur Optimierung der chirurgischen Bedingungen
angebracht werden [16]. Zunehmend an Bedeutung gewinnt jedoch die *„wide
awake local anesthesia technique"* (WALANT-Technik), bei der lokal Epinephrin
und Lokalanästhetika zur Analgesie und Vasokonstriktion eingebracht wird. Dies
ermöglicht nicht nur eine intraoperative Funktionsprüfung durch die erhaltene
Bewegungsfähigkeit des Patienten, sondern senkt auch die perioperativen Kosten
und das anästhesiologische Risiko erheblich [34–36].

8.2   Konservative Verfahren

8.2.1   Indikation

Grundsätzlich können Frakturen der Mittelhand und Finger ohne Torsionsfehlstellung oder Dislokation, sofern ihre Stabilität gegeben ist, konservativ behandelt
werden. Insbesondere am Grundglied stabilisiert der direkt anliegende Strecksehnenapparat in Flexionsstellung sehr gut Frakturen in dieser Region [13, 37].
Gelingt eine suffiziente Reposition vorliegender Rotationsfehlstellungen oder Dislokationen in Leitungsanästhesie mit anschließend adäquater Retention, können
auch diese konservativ weiterbehandelt werden [38]. Wird bei nur fraglich vorliegender Stabilität und entsprechend nicht gänzlich auszuschließender Instabilität
ein konservativer Ansatz gewählt, muss dies unter engmaschiger klinisch und
radiologischer Kontrolle erfolgen und bei sekundärer Dislokation eine frühzeitige operative Intervention angestrebt werden [12]. Liegen patientenspezifische
Kontraindikationen für eine operative Herangehensweise vor, kann zudem auch
individuell ein konservatives Vorgehen akzeptiert werden [13].

8.2.2 Retention

Grundsätzlich können Frakturen der Mittelhand und Finger/Daumen in Schienen aus Gips, Kunststoff oder thermoplastischem Material ruhiggestellt werden [38]. Mittel- oder Endgliedfrakturen werden regelhaft in kurzen Fingerschienen, welche das DIP oder PIP umfassen, beispielsweise einer Fingerschiene nach Stack, ruhiggestellt [12, 13]. Allerdings handelt es sich hierbei um eine zirkuläre Schiene, so dass diese ggf. erst im zeitlichen Verlauf nach Abschwellung angelegt werden kann, und bei noch vorliegender Schwellung ein Weissgips oder eine Castschiene sinnvoll sein kann. Bei allen Anlagen von Schienen oder Gipsen sollte immer überprüft werden, welches Gelenk zur stabilen Versorgung inkludiert werden muss und welches Gelenk mobilisiert werden kann. Bei Vorliegen einer Grundgliedfraktur kommen häufig Schienen zum Einsatz, welche die MCP in 90° Beugestellung mitumfassen und so nicht nur eine adäquate Ruhigstellung sondern auch eine erhaltene Mobilität von DIP und PIP gewährleisten [12]. Eine Ruhigstellung der MCP in Streckstellung führt zu einer Entspannung der Seitenbänder mit rascher Verkürzung derselben, was in einer Beugehemmung nach Abnahme der Schiene resultieren kann und sollte daher vermieden werden [12]. Dementsprechend sollte die Ruhigstellung bei Frakturen der Mittelhand und Finger, sofern keine dynamische Ruhigstellung aufgrund von beispielsweise Begleitverletzungen gewährleistet werden kann, stets in der sogenannten „Intrinsic Plus Stellung" erfolgen: Diese beinhaltet eine Dorsalextension von bis zu 30° im Handgelenk sowie eine Flexion von 70–90° in den Fingergrundgelenken [12, 13, 38].

Sollte eine entsprechende Haltung aufgrund von Schwellung oder Schmerzen nicht erreichbar sein, so sollte jedoch eine größtmögliche Annäherung mit entsprechend adäquater und zeitnaher Korrektur sobald möglich erfolgen [12, 38].

Auch wurden vor allem für Fingergrundgliedfrakturen diverse Schienen entwickelt, denen eine Flexion des Grundgliedes von 70–90° bei freiem Handgelenk und mobilem PIP Gelenk zugrunde liegt, wodurch ein Gleichgewicht der Flexoren und Extensoren erreicht werden kann: Dies erlaubt nicht nur eine physiologische Retention der Fraktur, insbesondere durch den Strecksehnenapparat in Flexionsstellung, sondern ermöglicht durch die aktive Beübung auch eine Vermeidung von Adhäsionen und Verklebungen und beugt durch eine ausreichende Frakturkompression einer sekundären Dislokation vor [13].

Während Frakturen des 1. MHK zudem stets unter Daumeneinschluss ruhiggestellt werden, kann bei Frakturen der MHK II–V auf einen Einschluss des Daumens verzichtet werden [38]. Zudem sollte das Grundgelenk des betroffenen

Fingers in die Retention miteinbezogen werden, wohingegen auf eine Aussparung des entsprechenden DIP und PIP geachtet werden sollte [38]. Auch sollten
die beiden benachbarten Finger einer MHK-Fraktur miteingeschlossen werden,
jedoch sollte stets auf die Aussparung des Daumens bei Frakturen von MHK
II-V geachtet werden [38]. Bei basisnahen-und Schaftfrakturen der MHK eignet
sich zudem die Anlage eines Mittelhandbrace, welcher die Phalangen und das
Handgelenk ausspart und somit eine erweiterte Mobilisierung ermöglicht (Abb.
8.1) [12, 38].

Prinzipiell sollte bei jeder Form der Ruhigstellung darauf geachtet werden, dass nicht verletzte Abschnitte der Hand von Ruhigstellung ausgenommen
werden, um unnötige Immobilisierungen mit einhergehenden vermeidbaren funktionellen Einschränkungen zu vermeiden [12, 38].

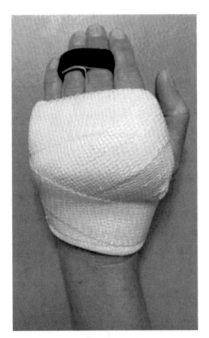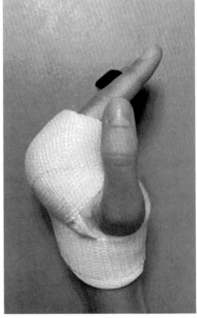

Abb. 8.1 Mittelhandbrace mit Einschluss der Fingergrundglieder in 90° Flexion und ange-
legtem Buddy-Loop, z. B. bei stabiler Grundgliedfraktur. Die Mittel- und Endgelenke sind
frei und sollen bewegt werden, ebenso das Handgelenk [2]

Die Dauer der Ruhigstellung sollte insbesondere anhand von klinischen Kriterien, insbesondere der Druckschmerzhaftigkeit über der Fraktur erfolgen, da Frakturen von Mittelhand und Finger radiologisch länger sichtbar sind, obwohl nach ca. 4 Wochen eine Kallusbildung mit Gewährleistung einer gewissen Stabilität angenommen werden kann. Dementsprechend sollte sobald möglich eine belastungsfreie, intensive handtherapeutische Beübung erfolgen, an welche sich ab ca. 5–6 Wochen ein schmerzadaptierter Belastungsaufbau anschließen sollte [12, 38].

8.3 Operative Verfahren

8.3.1 Indikationen und Grundlegendes

Die stetige Entwicklung nicht nur verschiedener Osteosynthesematerialien sondern auch diverser operativer Techniken erlaubt heutzutage die operative Wiederherstellung der komplexen anatomischen und funktionellen Gegebenheiten der Hand. Folglich sollten sowohl die operativen Fertigkeiten als auch die Grundlagen der Indikationsstellung sicher beherrscht werden [12, 35].

Hinsichtlich der Frage nach der Notwendigkeit eines operativen Vorgehens sollten, wie oben bereits erwähnt, neben objektivierbaren, morphologischen Gegebenheiten zudem individuelle, soziale und berufliche Faktoren beachtet werden. Unvermeidbar ist eine operative Versorgung jedoch bei offenen Frakturen, instabilen und nicht reponierbaren Frakturen, ausgeprägtem Weichteilschaden, instabilen Serien- und dislozierten Gelenkfrakturen sowie Frakturen mit Torsionsabweichungen, die nicht stabil im Gips gehalten werden können [12]. Bei ausgeprägtem Weichteilschaden und offenen Frakturen sollte zudem auf ein konsequentes, chirurgisches Wunddebridement erfolgen sowie an einen adäquaten Impfschutz gegen Tetanus und eine prophylaktische Antibiotikagabe gedacht werden [16]. Falls zum Zeitpunkt der Erstversorgung solcher Verletzungen keine handchirurgische Expertise abrufbar ist, sollte das Debridement und die primäre Versorgung dennoch zügig durchgeführt werden. Eine spezielle und definitive handchirurgische Therapie kann zeitnah im Verlauf durch eine entsprechende handchirurgische Abteilung erfolgen.

Insbesondere bei Frakturen der MHK können klinisch evidente Rotationsfehlstellungen und Verkürzungen zu massiven Einbußen der Hand und ihrer Funktion führen, aus der sich oftmals eindeutige operative Indikationen ergeben [20, 22, 34, 39]:

- Verkippungen >30°, da diese zu inakzeptablen Achsfehlstellung führen
- Torsionsabweichungen >10°, da jedes Grad frakturbedingter Torsionsfehlstellung der Mittelhandknochen in einer 5° Torsion der entsprechenden Fingerspitze, welche ihrerseits eine klinisch apparenten Überkreuzung von ca. 1,5 cm der Finger beim Faustschluss zur Folge hat
- Verkürzungen von >5 mm. Hier gilt, je ulnarer die Fraktur, desto klinisch apparenter werden frakturbedingte Verkürzungen, da das zentral gelegene Ligamentum intermetacarpale eine Verkürzung von mehr als 3–4 mm verhindert. Zudem hat durch den Verlust der Vorspannung des Streckapparates eine frakturbedingte Verkürzung von 2 mm ein Extensionsdefizit von 7° zur Folge. Da die Metakarpophalangealgelenke eine Extension von ca. 20° ermöglichen, kann eine Verkürzung von bis zu 5–6 mm toleriert werden, bevor ein relevantes Streckdefizit auftritt und dadurch die Neutralstellung (0° Extension) nicht mehr erreicht werden kann.

Grundsätzlich sollte bei allen operativen Herangehensweisen die lineare Beziehung zwischen Weichteilschaden und Zeitpunkt der Mobilisierung beachtet werden: Je größer entsprechend der Schaden durch die eingebrachte Osteosynthese, desto frühzeitiger sollte die Mobilisierung erfolgen, vorausgesetzt einer postoperativen ausreichenden Stabilität [13].

8.3.2 Überblick über verschiedene Osteosynthesen

Kirschner (K)-Draht-Osteosynthesen

Diese Methode stellt durch ihre minimal-invasive und weichteilschonende Einbringung eine besonders passende Form der Osteosynthese an der filigranen Hand dar (Abb. 8.2).

Zudem sind sie vergleichsweise preiswert und technisch durch einen erfahrenen Operateur einfach einzubringen [12]. Jedoch ist bei bikortikaler Einbringung auf hitzebedingte ossäre Nekrosen zu achten, welche oftmals in einer unzureichenden Übungsstabilität resultiert und eine parallele Ruhigstellung in einer Schiene erfordert [13, 40]. Zudem besteht durch die Einbringung der Drähte die Gefahr einer Fixierung von Streckapparat oder Sehnengleitgewebe [13]. Auch sollte bei Einbringung weiterer K-Drähte eine Kreuzung im Frakturbereich unbedingt vermieden werden, da hierdurch eine Rotationsinstabilität und eine entsprechende Störung der Frakturheilung entstehen kann [12].

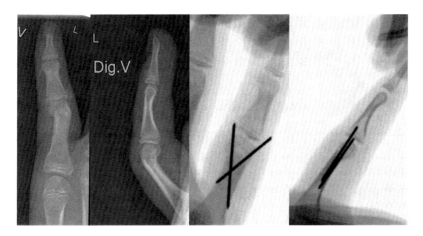

Abb. 8.2 Gekreuzte K-Drähte Distale Grundgliedfraktur mit deutlicher Achsabweichung nach ulnar vor und nach Osteosynthese mittels gekreuzter K-Drähte

Werden K-Drähte jedoch als intramedulläre Schienung eingebracht, kann sowohl eine Irritation der Frakturzone umgangen als auch eine Übungsstabilität aufgrund einer 3-Punkt-Abstützung erzielt werden (Abb. 8.3) [12].

Desweiteren können K-Drähte als „Door-Stop" (modifizierte Ishiguro Technik) zur Fragmentadaptation bei knöchernen Strecksehnenausrissen des Fingerendglieds eingebracht werden (Abb. 8.4), aus [2].

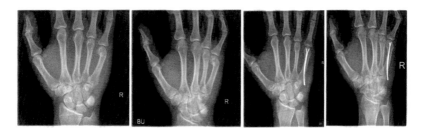

Abb. 8.3 Intramedulläre K-Draht-Osteosynthesen 17-jähriger Patient mit subkapitaler MHK 5 Fraktur (sogenannte „Boxer-Fraktur") mit deutlicher palmarer Abkippung >50°. Minimal-invasive, geschlossene Reposition und Versorgung mit zwei intramedullären K-Drähten [2]

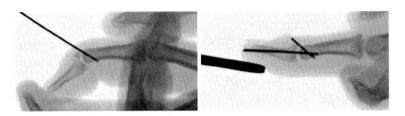

Abb. 8.4 „Door-Stop Technik" (modifizierte Ishiguro Technik) bei dorsaler Abscherfraktur des Endglieds: Zunächst wird das Endglied in Beugung gebracht, um den knöchernen Strecksehnenausriss möglichst weit zu distalisieren. Dieser wird dann mit einem K-Draht fixiert (links). Nun wird das Endglied extendiert, wodurch sich die Fragmente annähern, und es erfolgt die temporäre Arthrodese des Endglieds mit einem weiteren K-Draht (rechts) aus [2]

Kompressionsdraht

Entwickelt zur perkutanen Versorgung von Querfrakturen des Grund-und Mittelgliedschaftes der Phalangen kann der Kompressionsdraht als Weiterentwicklung des K-Drahtes gesehen werden und ist als solcher mit einem Doppelgewinde unterschiedlicher Steigung versehen [13]. Dieses sorgt für eine Frakturkompression und begleitende Verzahnung, wodurch eine übungsstabile Situation erreicht werden kann [13].

Zugschraubenosteosynthesen

Zugschrauben werden insbesondere bei langen Schräg- oder Spiralfrakturen eingebracht und weisen einen Durchmesser von 1 bis 2,5 mm auf [12, 13]. Sie folgen grundsätzlich dem Prinzip der interfragmentären Kompression und anatomischer Reposition mit dem Ziel einer primären Knochenheilung und erreichen eine hohe Belastungsstabilität (Abb. 8.5, 8.6 und 8.7) [13, 41]. Ihre Einbringung kann offen oder perkutan erfolgen, ist im allgemein jedoch technisch schwieriger als beispielsweise die von K-Drähten. Besonders herausfordernd ist hier vor allem die exakte Planung der Bohrungen: Fehlbohrungen werden aufgrund der geringen Größe der knöchernen Strukturen entsprechend schlecht toleriert. Zudem sollte auf eine korrekte Länge der Schrauben geachtet werden, da palmarseitig die Beugesehne nahe am Knochen verläuft, was aufgrund der Anatomie der Phalangen im seitlichen Röntgenbild unterschätzt werden kann. Es empfiehlt sich entsprechend, die Schraubenosteosynthese nicht direkt dorsopalmar einzubringen, um die Beugesehnen zu schonen [12].

Abb. 8.5 Schematische Darstellung der Zugschraubenosteosynthese, hier am Beispiel einer offenen Reposition einer Grundgliedschaftfraktur am Zeigefinger Von links nach rechts: Reposition durch Zug und Rotation, hierbei kann die Ligamentotaxis zur Reposition genutzt werden. Durch Rotation kann der Frakturspalt auf-/zugeklappt und debridiert werden, bevor die optimale Reposition eingestellt wird. Die Reposition kann dann beispielsweise mit einer Repositionszange gehalten werden, während die erste Schraube möglichst senkrecht zum Frakturspalt platziert wird. Anschließend werden weitere Schrauben entsprechend platziert (aus [19])

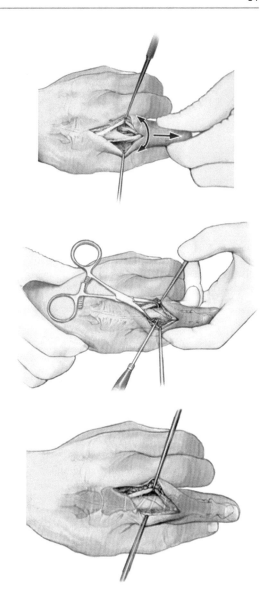

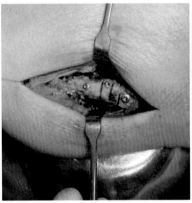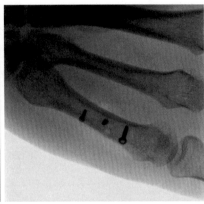

Abb. 8.6 Klinisches Beispiel einer Zugschraubenosteosynthese in Kombination mit einer 3-fachen „Fadencerclage" Stabilisierung einer MHK 5 Spiralschaftfraktur (Links: intraoperatives Bild, rechts: intraoperatives Röntgen). Durch die Fadencerclage kann die Fraktur nach anatomischer Reposition gehalten werden, anschließend werden drei Schrauben platziert um die Reposition zu stabilisieren

Plattenosteosynthesen

Die Einbringung von Plattenosteosynthesen erzielt zwar die höchste Stabilität, birgt jedoch zusätzlich den Nachteil einer technisch anspruchsvollen Operation mit ausgedehnterem Weichteilschaden und Sehnenapparatverklebungen (Abb. 8.7 und 8.8) [12, 37]. Bei Schaftfrakturen ist im Allgemeinen eine dorsale Anlage zu bevorzugen, da dies bei intakter Gegenkortikalis eine extrem hohe Stabilisierung beim Faustschluss zur Folge hat (Abb. 8.8) [13]. Zur Vermeidung einer postulierten Schädigung des dorsalen Gleitlagers mit begleitender Adhäsionsbildung zwischen Platte und Streckapparat kann zudem eine laterale Anbringung erwogen werden, welche biomechanisch jedoch oftmals eine geringere Stabilität zur Folge hat (Abb. 8.8) [13]. Folglich schließt sich diesem Verfahren jedoch oftmals eine notwendige Tenolyse und Metallentfernung an, weshalb Plattenosteosynthesen bei Frakturen der Finger komplikationsanfälliger sind als Schraubenosteosynthesen [12, 13].

Hakenplatten stellen eine spezielle Variante einer Plattenosteosynthese dar: Diese folgen dem Prinzip der Fragmentadaptation, in dem kleine Frakturfragmente durch die Haken der Platte gefasst werden und retiniert werden können (Abb. 8.9) [2].

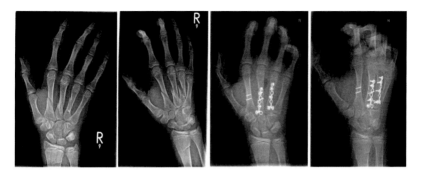

Abb. 8.7 Zugschrauben- und Plattenosteosynthese
13-jähriger Patient mit MHK 2–4 Schaftfraktur: Anatomische Reposition und Retention mittels Schraubenosteosynthese des MHK 2 sowie Plattenosteosynthese des MHK 3 und 4 aus [2]

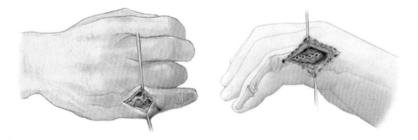

Abb. 8.8 Schematische intraoperative Darstellung einer Plattenosteosynthese von dorsal (links) und lateral (rechts) (aus [19])

Fixateur externe

Externe Fixierungstechniken kommen, wenn auch meist nur temporär, insbesondere bei offenen Frakturen mit massivem Weichteilschaden, zur Überbrückung bei Trümmerfrakturen oder Gelenkszerstörungen, ausgeprägten Knochendefekten und vorliegenden Infektionen zum Einsatz und sind in der Regel direkt übungsstabil [12, 13].

Eine Sonderstellung nehmen dynamische externe Fixationssysteme (z. B.: Suzuki-Fixateur, Abb. 8.10) ein, wie sie bei komplexen Basisfrakturen der Mittelglieder Anwendung finden: Durch die ausgeübte Distraktion wird eine rasche, aktive

Beübung ermöglicht, um durch die begleitende „Ligamentotaxis" eine schrittweise Fragmentreposition zu erreichen [13].

Intraossäre Drahtnaht nach Lister
Einsatz findet diese Form der Versorgung primär bei offenen Frakturen, Fingerreplantationen oder Arthrodesen. Vorteilhaft ist die Schonung des dorsalen Weichgewebes, eine hohe Torsionsstabilität und eine suffiziente Frakturkompression. Nachteilhaft ist die zwingende Entfernung des Materials [13].

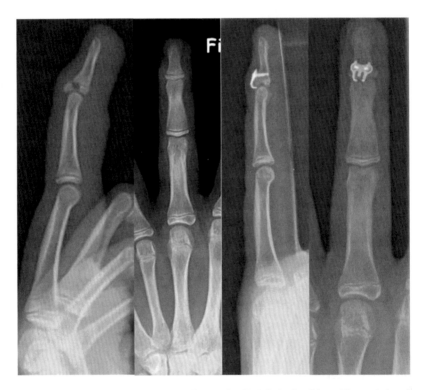

Abb. 8.9 Hakenplatte Dorsale Abscherfraktur des Endglieds des dritten Fingers bei noch offenen Wachstumsfugen. Von links nach rechts: Streng seitliches sowie dorsopalmares Röntgenbild vor und nach Osteosynthese mit dorsaler Hakenplatte als Alternative zum „Door-Stop Technik" zur Vermeidung einer Transfixation der Wachstumsfuge [2]

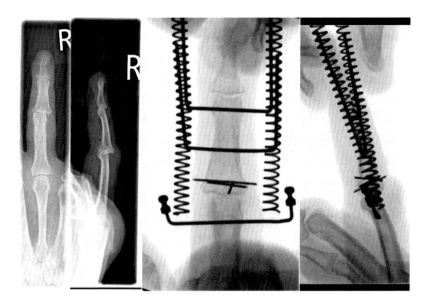

Abb. 8.10 Dynamischer Bewegungs-Distraktions-Fixateur (Suzuki-Fixateur) 67-jähriger Patient mit intraartikulärer Mittelgliedfraktur des 4. Fingers mit dorso-ulnarer Subluxation der frakturierten Mittelgliedbasis. Operative Versorgung mittels dynamischer Bewegungs-Distraktions-Fixateur (Suzuki-Fixateur) als Ligamentotaxor und basisnaher additiver K-Draht-Osteosynthese zur Stellung des Gelenkblocks. Von links nach rechts: Dorsopalmar und streng seitliches Röntgen der Fraktur vor und nach der Versorgung [2]

8.3.3 Frakturversorgung im Detail

8.3.3.1 Fingerfrakturen
Endgliedfrakturen
Frakturen des Fingerendglieds werden nach Schneider in Basis-, Schaft- und Nagelkranzfrakturen eingeteilt [42].

Ursächlich für **Nagelkranzfrakturen** sind häufig Quetschungen, wie sie beispielsweise bei einem Hammer- oder Türschlag vorkommen [13]. Klinisch finden sich häufig subunguale Hämatome, jedoch kann es auch zu einer Luxation des Nagels oder einer vollständigen Destruktion des Nagelbettes kommen [13]. Entscheidend für die Therapie ist entsprechend der Weichteilschaden: Bei intaktem Weichteilmantel ist die Anlage einer Stack Schiene unter Aussparung des PIPs für 2–3 Wochen ausreichend. Während kleinere subunguale Hämatome konservativ behandelt werden können, müssen größere Hämatome, auf jeden Fall aber ab 50% der Nagelfläche, wenn möglich am Unfalltag trepaniert werden [12, 13]. Bei einer Ausdehnung >50 % oder einer Nagelluxation kann zudem eine Rekonstruktion des Nagelbettes entweder durch Nahtmaterialen mit Refixierung des luxierten Nagels oder bei entsprechender Nageldestruktion mit einem Platzhalter erfolgen, wobei auf rigide Fixierungen verzichtet werden sollte, um den nachwachsenden Fingernagel nicht zu beeinträchtigen [13].

Schaftfrakturen des Fingerendglieds können in der Regel ebenfalls konservativ mittels Retention behandelt werden und bedürfen nur bei nicht reponierbarer oder durch Schienen nicht retinierbarer Dislokation oder Frakturspaltdehiszenz einer operativen Therapie, meist mittels perkutanem K-Draht [13]. Die eingebrachten Drähte sollten zudem unter der Haut versenkt werden, um Infektionen zu vermeiden [12]. Bei anschließend dennoch ausbleibender Frakturheilung kann eine perkutane Schraubenosteosynthese erfolgen [43].

Endgliedbasisfrakturen können in dorsale, palmare und extraartikuläre bzw. kindliche Verletzungen der Epiphysenfuge (im Falle einer offenen Verletzung auch Seymour-Fraktur genannt) unterteilt werden: Während die dorsale Fraktur auch als Mallet-Finger, Busch-Fraktur oder knöcherner Hammerfinger bekannt ist und mit einem knöchernen Strecksehnenausriss vergesellschaftet ist, liegt der palmaren Fraktur ein knöcherner Ausriss der tiefen Beugesehne zugrunde [13, 44].

Indikationen für eine operative Herangehensweise bei *dorsalen Frakturen* sind eine palmare Subluxation im DIP, frustrane konservative Therapie, ausgeprägte Fragmentdehiszenz und Rotationsfehlstellung, welche mittels Door-Stop Technik, Minischrauben und Minihakenplatten erfolgen kann (Abb. 8.4 und 8.9) [13]. Ansonsten kann mittels Stack Schiene und leichter (Hyper-) Extensionsstellung des Endglieds für 4–6 Wochen eine ausreichende Reposition und Retention erfolgen [13].

Beim *palmaren knöchernen Abriss der Beugesehne* kommt es bei Typ I, II und IV nach Leddy und Packer bzw. Smith (Tab. 7.2) zu einer proximalen Fragmentdislokation, welche bei Typ I und II zeitnah mit K-Drähten oder Minischrauben und bei Typ IV zusätzlich mit einer Refixation der Sehne versorgt werden sollte [27, 28]. Nur Typ III Frakturen können aufgrund der nicht vorliegenden Dislokation konservativ mittels Schienenruhigstellung behandelt werden [13].

Bei *extraartikulären Frakturen* befindet sich die Dislokation nicht im DIP, sondern im Bereich des Endgliedschaftes, welche meist konservativ, bei persistierender Dislokation aber mit 1 bis 2 K-Drähten versorgt werden sollte [13].

Mittelgliedfrakturen

Unterschieden werden hier im Allgemeinen Kopffrakturen, subkapitale Frakturen, Schaft-und Basisfrakturen [13].

Kopffrakturen sind als intraartikuläre, distale Frakturen eher selten, da meist die einwirkenden Kräfte von der Mittelgliedbasis aufgenommen werden. Entsprechend häufiger finden sich **subkapitale Frakturen**. Während nichtdislozierte Frakturen zwar selten sind, können diese jedoch regelhaft konservativ für 4–6 Wochen in einer Fingerschiene oder Intrinsic-Plus-Schiene mit Einschluss der benachbarte Finger ruhiggestellt werden. Bei Vorliegen einer Dislokation stehen K-Drähte und Minischrauben zur Verfügung [12, 13].

Schaftfrakturen sind meist durch schräg- oder spiralförmige Frakturverläufe, gelegentlich aber auch durch quer verlaufende Frakturen gekennzeichnet. Oft ist aufgrund der Kraftvektoren der Streck-/Beugesehnenansätze eine palmare Dislokation des proximalen Fragments und eine dorsale Dislokation des distalen Fragments zu beobachten. Operativ kommen K-Drähte bei kurz verlaufenden oder Querfrakturen, Schrauben bei lang verlaufenden Frakturen, Kompressionsdraht- oder in Ausnahmefällen auch Plattenosteosynthesen sowie intraossäre Drahtnähe bei offenen und mehrfragmentären Frakturen zum Einsatz [13].

Intraartikuläre Basisfrakturen werden weiter unterteilt in dorsale, palmare und komplexe Frakturen. Während dorsal gelegene, kleine knöcherne Fragmente zu keiner Instabilität des PIP führen und allenfalls durch den Ausriss des mittleren Strangs der Strecksehne eine Knopflochdeformität auftreten lassen können, führen palmare Frakturen oftmals zu einer Dislokation im PIP [13]. Kleine knöcherne Avulsionen sowie Frakturen mit bis zu 30 % Gelenkbeteiligung mit gegebener Stabilität können konservativ ruhiggestellt werden, während größere Gelenkbeteiligungen und komplexe Frakturen einer operativen Therapie mittels K-Drähten oder dynamischen Distraktionsfixateuren bedürfen (Abb. 8.10) [13, 45, 46].

Grundgliedfrakturen

Grundgliedfrakturen lassen sich weiter unterteilen in Kopf-, Schaft und die meist intraartikulären Basisfrakturen. **Kopffrakturen** mit einer Dislokation <1 mm können beispielsweise mittels Zwillingsverband/Buddy-Taping einer konservativen Therapie zugeführt werden, während Dislokationen >1 mm durch Schrauben, K-Drähten oder selten auch Plattenosteosynthesen bei knöchernen Defekten stabilisiert werden sollten (Abb. 8.1 und 8.2) [13, 47].

Auch bei **Schaftfrakturen des Fingergrundglieds** spielt die Dislokation in der Versorgung eine entscheidende Rolle: Nicht dislozierte Frakturen werden konservativ therapiert, während dislozierte Frakturen mit K-Drähten bei kurzen oder Querfrakturen, Schrauben bei langen Schräg- oder Spiralfrakturen, sowie Kompressionsdraht- oder Plattenosteosynthesen versorgt werden [13, 37]. Intraartikuläre Basisfrakturen sind selten und meist Folge eines Ausrisses der Kollateralbänder. Auch hier sollte die operative Therapie mittels K-Drähten, Kompressionsdrähten oder Schrauben ab einer Dislokation >1 mm erfolgen [48]. Bei Einbringung von Schrauben sollte auf ein ausreichendes Versenken des Kopfes geachtet werden, um einer Irritation der Kollateralbänder vorzubeugen [13].

8.3.3.2 Mittelhandfrakturen II–V

Kopffrakturen
Am häufigsten von einer Kopffraktur betroffen ist insbesondere der zweite MHK [11]. Kopffrakturen der Mittelhandknochen bedürfen jedoch im Allgemeinen einer operativen Therapie, welche stets unter Berücksichtigung ihrer Dislokation, Luxationstendenz und Gelenkfehlstellung erfolgen sollte [37]. Operativ können Kopffrakturen entweder geschlossen mittels intramedullären K-Drähten oder offen mit 1 oder 2 Minizugschrauben oder einer Miniplatte versorgt werden, wobei dringend auf die Schonung und ggf. Rekonstruktion der vorhandenen Gleitschichten geachtet werden sollte, um Störungen derselben zu vermeiden [12, 38].

Halsfrakturen
Epidemiologisch sind besonders die MHK IV und V von subkapitalen Frakturen betroffen [11]. Eine besondere Stellung nimmt entsprechend die subkapitale Fraktur des 5. MHK ein, welche auch als „Boxer-Fraktur" bekannt ist: Aufgrund der exponierten Lage mangels ulnarem Nachbarknochen kann es hier zur vollständigen proximalen Dissoziation des Kopfes des MHK kommen (Abb. 8.3) [11].

Allgemein gehen subkapitale Frakturen oftmals mit einer Palmarverkippung des Kopfes einher, welche insbesondere aufgrund des muskulären Zuges und der palmaren Trümmerzone zustande kommt und dementsprechend trotz Möglichkeit der geschlossenen Reposition regelhaft zu einer sekundären Dislokation führt [38, 39, 49–51]. Folglich ist der Grad der palmaren Verkippung entscheidend für die Therapieentscheidung: Während für die MHK II und III 10–15° Verkippung als Grenze für die operative Vorgehensweise gelten, tolerieren die MHK IV und V eine Verkippung von 30° [38, 39, 52–54]. Torsionsabweichungen sollten stets operativ therapiert werden. Therapie der Wahl stellt die anterograde Markraumschienung dar, welche entweder mittels 2 leicht gebogenen K-Drähten oder 3–4 dünnen K-Drähten (Bouquet Osteosynthese) erfolgen kann (Abb. 8.3) [12, 55, 56].

Postoperativ kann die Ruhigstellung entweder für 1 Woche in einer dorso-palmaren Gipsschiene, in welcher die Grundgelenke sofort aktiv bewegt werden können, oder in einem Mittelhandbrace für 2 bis 3 Wochen erfolgen (Abb. 8.1). Eine Entfernung der eingebrachten Drähte wird nach ungefähr 6 Wochen empfohlen [38].

Schaftfrakturen

Bei gegebener Stabilität und ohne Verkürzung oder Rotationsfehlstellung können Schaftfrakturen, vor allem des 3. und 4. MHK, mittels kurzzeitiger Retention und anschließend frühestmöglicher Mobilisation konservativ behandelt werden. Indikationen für eine operative Therapie sind eine entsprechende Instabilität, Verkürzung oder Rotationsfehlstellungen und werden mit Platten- oder Zugschraubenosteosynthesen behandelt, welche beide eine unmittelbar übungsstabile Situation schaffen können (Abb. 8.7) [12]. Plattenosteosynthesen können insbesondere bei ausgeprägten knöchernen Defekten und erheblichen Weichteilschäden empfohlen werden. Kommen alleinige Schraubenosteosynthesen zum Einsatz, muss auf eine einwandfreie anatomische Reposition geachtet werden. Ebenfalls essenziell ist die Rekonstruktion des Sehnengleitgewebes, welches meist durch eine Naht des Periosts erfolgt: Diese sorgt nicht nur für eine Gleitschicht zwischen Osteosynthesematerial und Strecksehnen, sondern fungiert ebenfalls als Refixierungsmöglichkeit für die Interosseus Muskulatur. Postoperativ sollte eine kurzfristige Ruhigstellung bis zur Abschwellung der Weichteile in einer Unterarmschiene erfolgen, an die sich eine frühzeitige physiotherapeutische Nachbehandlung anschließen sollte [38].

Basisfrakturen

Unterschieden werden muss bei Basisfrakturen der MHK zwischen stabilen, nicht dislozierten und instabilen, in der Regel nach dorsal-proximal dislozierten Frakturen. Erstere werden im Mittelhandbrace für maximal 2 Wochen ruhiggestellt, während letztere mit K-Drähten, Minischrauben oder Miniplatten operativ versorgt werden (Abb. 8.1). Oft muss auch eine temporäre Transfixation des entsprechenden Karpometakarpalgelenkes bis zur Heilung der Fraktur und des angrenzenden Bandapparates erfolgen [38].

8.3.3.3 Frakturen des Daumenstrahls
Basisfrakturen des 1. MHK
Frakturen der Basis sind aufgrund der vergleichsweisen hohen Mobilität und Exponiertheit des 1. Fingerstrahls häufige Verletzungen sowie auch die häufigsten

Frakturen am Daumen überhaupt, deren Ursache meist auf direkter Gewalteinwirkung beruht [24, 57]. Am häufigsten betroffen ist das proximale Drittel im Vergleich zum stabilen Kopf- und Schaftbereich des 1. MHK aufgrund des ausgeprägten Druckes des teilweise gebeugten MHK I während einer axialen Stauchung gegen das stabile Os trapezium [58, 59]. Die Einteilung erfolgt in extraartikuläre, auch Winterstein-Frakturen genannt, und intraartikuläre Frakturen, bei denen zwischen der unifragmentären Bennett- und der mehrfragmentären Rolando-Fraktur unterschieden wird [24]. Winterstein-Frakturen machen schätzungsweise 57 % der Frakturen aus, gefolgt von Bennett-Frakturen in 34% und Rolando-Frakturen in 9 % der Fälle [60, 61]. Allen Frakturen gemeinsam ist eine proximale Verschiebung des distalen Frakturfragments und damit einhergehend eine Dislokation und Instabilität aufgrund des Zugs der Sehne des M. abductor pollicis longus (APL) und der Flexoren der Thenarmuskulatur mit entsprechender OP-Indikation [24].

Im Detail handelt es sich bei der *Winterstein-Fraktur* um eine extraartikuläre Fraktur im proximalen, metaphysären Anteil des 1. MHK [62]. Pathophysiologisch kommt es zu einer proximal-dorsalen Dislokation des Basisfragmentes und einer palmaren Adduktionsstellung des distalen Fragments bei fixierter Basis des Metakarpale I [24]. Die operative Versorgung kann mit Plattenosteosynthesen, Bohrdrähten, Fixateur externe oder seltener Schraubenosteosynthesen erfolgen (Abb. 8.11) [24].

Die *Bennett-Fraktur* hingegen besteht als einfache, intraartikuläre Luxationsfraktur aus einem proximal-dorsal luxierten Hauptfragment und einem kleinen ulnopalmaren Fragment (Bennett-Fragment), welches aufgrund der ligamentären Gegebenheiten in anatomischer Stellung verbleibt [63]. Klinisch kann, entsprechend eine charakteristische Fehlstellung mit dorsoradialer Subluxation im Daumensattelgelenk beobachtet werden (Abb. 8.12 und 8.13) [64, 65]. Therapeutisches Ziel ist daher stets die anatomische Wiederherstellung der Gelenkflächen zur Vermeidung posttraumatischer Arthrosen und entsprechend funktioneller Einschränkungen mittels Reposition und osteosynthetischer Stabilisierung [24]. Die Reposition kann entweder durch dorsalen Druck auf die metakarpale Basis bei parallelem axialen Zug mit begleitender radialer Abduktion oder arthroskopisch im Karpometakarpalgelenk erfolgen, während die Retention mit der Einbringung von K-Drähten (Abb. 8.13) durchgeführt wird. Vor allem bei kleinen Fragmenten ist eine Transfixation des MHK 1 in das Os trapezium empfehlenswert, ist das Fragment groß genug für eine Schraubenosteosynthese kann eine solche ebenfalls durchgeführt werden. Die K-Drähte können nach 4–6 Wochen entfernt werden [24, 66, 67].

Wurde die *Rolando-Fraktur* ursprünglich als Y- oder T-förmige Dreiteilefraktur bezeichnet, deren klassische Morphologie aufgrund einer axialen Krafteinwirkung auf den flektierten Daumen entsteht, umfasst sie aktuell alle mehrteiligen artikulären

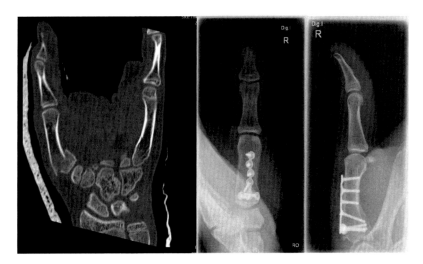

Abb. 8.11 Winterstein-Fraktur
Von links nach rechts: Präoperatives CT in koronarer Schnittführung: Typische Dislokation und Abkippung in Adduktionsstellung des distalen Fragments. Nach operativer Versorgung mittels Plattenosteosynthese sind die anatomischen Verhältnisse wieder rekonstruiert (AP und laterales Röntgenbild des Daumenstrahls)

Frakturen, während man ab >3 Fragmenten von einer Trümmerfraktur spricht [65, 68]. Therapeutisches Ziel liegt auch hier in der exakten anatomischen Reposition mit jedoch akzeptabler Stufenbildung von bis zu 2 mm [65, 69, 70]. Während der operative Goldstandard derzeit in der offenen Plattenosteosynthese mit fakultativ additiven Drähten oder Schrauben besteht, kommt als Alternative, wenn auch seltener eingesetzt, zudem eine arthroskopisch assistierte Versorgung mit Reposition im Karpometakarpalgelenk in Frage [24, 66].

Postoperativ sollte sich bei Frakturen des 1. MHK eine Retention für 4–6 Wochen, vorzugsweise nach Abschwellen der Weichteile durch ein Mittelhandbrace, mit belastungsfreier Beübung idealerweise ab dem 2. postoperativen Tag bei gegebener übungsstabiler Osteosynthese, spätestens jedoch nach spätestens 14 Tagen anschließen [24].

Hinsichtlich der Entfernung eingebrachter Osteosynthesen ist dies stets abhängig vom Material und bedarf individueller Planung: Grundsätzlich gilt jedoch, dass während Bohrdrähte und transfixierende Drähte 4-8 Wochen verbleiben sollten,

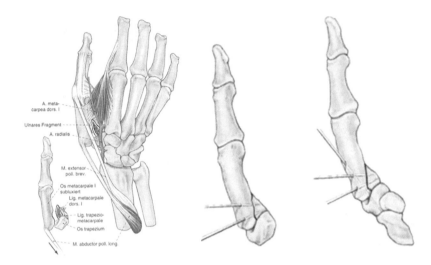

Abb. 8.12 Schematische Darstellung einer Bennett-Fraktur
Von links nach rechts: Bennett-Fraktur mit ulnopalmaren (Bennett-) Fragment, welches in nahezu anatomischer Stellung verbleibt, während der erste MHK aufgrund des Zugs der Sehne des M. abductor pollicis longus nach proximal disloziert. Nach Reposition der Fragmente werden im Beispiel 2 K-Drähte (0,8–1,2 mm) platziert, um die Reposition zu halten. Zuletzt wird mit einem weiteren K-Draht (1,2–1,4 mm) eine Transfixation des MHK 1 gegen das Os trapezium durchgeführt, um eine erneute (Sub-) Luxation zu vermeiden (aus [67])

Schrauben und Platten zwar prinzipiell bei Beschwerdefreiheit belassen werden können, ansonsten jedoch nach ca. 3-4 Monaten entfernt werden sollten [24, 70].

Frakturen des Daumenendglieds
Ursache für Frakturen des Daumenendglieds ist häufig eine direkte Gewalteinwirkung auf das distale Ende des Daumens, meistens im Rahmen eines Arbeitsunfalles mittels Hammers oder Säge, weshalb sich entsprechend häufig eine offene Fraktur mit oder ohne Gelenkbeteiligung und ebenfalls fakultativer Beteiligung des Nagels und Nagelbettes entsprechend einer Nagelkranzfraktur findet. Bei geschlossenen, nicht dislozierten Frakturen ist oftmals die Anlage einer Stack- oder Thermoplastschiene für 4–6 Wochen ausreichend, wohingegen dislozierte oder offene Frakturen nach entsprechendem Debridement mit Bohrdrahtosteosynthesen versorgt werden müssen. Die temporäre Fixierung des Endgelenks mittels K-Drähten ist bei Gelenkbeteiligung oder proximaler Endgliedbasisfraktur für 4–6 Wochen indiziert. Dorsale Endgliedbasisfrakturen sind selten und können bei anatomischer Gelenkstellung

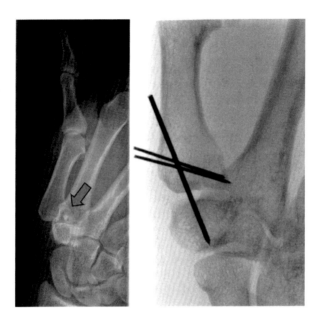

Abb. 8.13 Klinisches Beispiel einer Bennett- Fraktur
Von links nach rechts: Präoperativ laterales Röntgenbild des Daumenstrahls mit Bennett-Fraktur und ulnopalmaren Fragment (Pfeil). Intraoperativ laterales Röntgenbild nach Reposition und Fixierung des Fragments mit 2 K-Drähten und Transfixation mittels weiterem K-Draht

mittels Schiene für 4–6 Wochen retiniert werden, wohingegen bei (Sub-) Luxationsstellung und Stufen-/Spaltbildung die operative Therapie mit Bohrdrähten, Schrauben oder Plattenosteosynthesen erfolgen sollte [70].

Frakturen des Daumengrundglieds
Unterteilt werden diese Frakturen erneut in Kopf-, Schaft- und Basisfrakturen, wohingegen bei Kopffrakturen wiederrum uni-und bikondyläre Frakturen unterschieden werden. Bei Vorliegen einer Dislokation sowie bei Spiral-/Schräg-oder Trümmerfrakturen sowie offenen Frakturen oder solchen mit Torsions-/Achsabweichungen erfolgt die operative Therapie durch Bohrdraht-, Platten- oder Schraubenosteosynthesen. Stabile, nicht dislozierte Frakturen ohne Beteiligung des Gelenks können konservativ durch Anlage von Gipsverbänden oder Schienen zunächst retiniert und frühestmöglich frühfunktionell beübt werden [70].

8.3.4 Komplikationen

Frakturen der Mittelhand und Finger weisen in ihrer Gesamtheit eine hohe Komplikationsrate von 32–36 % auf [20].

Frakturübergreifend kann es entsprechend zu Gelenkeinsteifungen, funktionellen Defiziten, Verklebungen und Störungen in der Frakturheilung kommen [20, 71].

Eine ausbleibende Frakturheilung ist hier als ausbleibende oder insuffiziente klinische und/oder radiologische Frakturheilung 4 Monate nach Frakturereignis definiert [72]. Die Diagnose kann mitunter schwierig sein, da radiologisch die Fraktur bis zu 14 Monate sichtbar sein kann ohne klinische Zeichen einer Frakturheilungsstörung. Ebenfalls können posttraumatische Schmerzen basierend auf nervalen Schäden oder postoperativen Einsteifungen ohne radiologische Zeichen einer persistierenden Fraktur vorkommen. Entsprechend wichtig ist die Kombination aus radiologischen und klinischen Befunden bei erschwerter Therapiesituation mit bisher kontroversen therapeutischen Ansätzen wie beispielsweise Revisionsoperationen, Knochentransplantaten, Tenolysen oder ultimativ Amputationen [73].

Weiterhin kann es zu Fehlstellungen während der Frakturheilungen kommen, deren Deformitäten als Verkürzungen oder Torsionsfehlstellungen klinisch apparent werden und nicht nur aus funktionellen sondern teils auch kosmetischen Gründen oftmals mittels Revisionsoperationen angegangen werden müssen [73].

Verklebungen und Gelenksteife als Komplikation nach Mittelhand- oder Fingerfrakturen ist meist mit postoperativen Weichteiladhäsionen oder prolongierter Immobilisierung vergesellschaftet. Dahingehend sind eine zeitnahe funktionelle Beübung und eine möglichst weichteilschonende operative Herangehensweise essentiell zur langfristigen Vermeidung von posttraumatischen Einsteifungen und entsprechenden funktionellen Einbußen der Hand [20, 71, 73].

Hinsichtlich Infektionsraten besteht zwischen der Ausprägung des Weichteilschadens und der Kontaminationsgefahr eine lineare Beziehung: Während es bei offenen Handfrakturen in 2–11 % der Fälle zu tiefen Infektionen kommt, haben geschlossene Frakturen in nur 0,5 % eine Infektion zur Folge [74, 75]. Dementsprechend sollte an eine initiale Breitbandantibiose bei offener Fraktur mit gegebenenfalls antibiogrammgerechter Umstellung im Verlauf gedacht werden [73]. Dies dient nicht nur der Prophylaxe einer Infektion, sondern auch der Vermeidung einer Ausbreitung einer ggf. bereits bestehenden Infektion mit entsprechend gravierenden Konsequenzen, wie beispielsweise einer Osteomyelitis, welche bei Handfrakturen in über 50% der Fälle zu einer Amputation führen kann [73, 76].

Eine weitere, gravierende Komplikation stellt das komplexe regionale Schmerzsyndrom (CRPS) dar, welches in bis zu 9 % nach peripheren Knochen- oder Gelenkverletzungen und in bis zu 13 % nach Eingriffen an peripheren Gliedmaßen auftreten kann. Eine geringstmögliche Gewebetraumatisierung, schonende und zielgerichtete Repositionsmanöver sowie eine adäquate Analgesie und frühzeitige Mobilisierung sind hier entscheidende Maßnahmen zur Prävention [77].

Hinsichtlich Frakturen des 1. Fingerstrahls kann es trotz anatomisch korrekter Reposition zu einer posttraumatischen Daumensattelgelenkarthrose kommen, bei der wissenschaftlich bislang keine Korrelation zwischen radiologischen Arthrosezeichen und klinischen Befunden im Sinne eines Kraftverlustes und Schmerzen gefunden werden konnte [24, 65, 69, 78].

Was Sie aus diesem *essential* mitnehmen können

- Frakturen der Mittelhand und Finger sind gemeinsam die häufigsten Frakturen des Menschen und machen circa ein Viertel aller übersehenen Frakturen aus
- Klinische Symptome umfassen Schmerzen, Hämatome, Schwellungen und Fehlstellungen
- Die Diagnose wird in der Regel bei klinischem Verdacht mittels radiologischer Diagnostik gesichert
- Während bei geschlossenen, stabilen und nicht oder kaum dislozierten Frakturen eine konservative Behandlung erfolgen kann, sollte bei offenen, dislozierten oder instabilen Frakturen eine operative Herangehensweise erfolgen
- Bei der Therapieentscheidung sollten individuelle Faktoren wie beispielsweise Handdominanz, funktioneller Anspruch, Beruf, Hobbies, Alter, Compliance und Patientenwille beachtet werden

© Der/die Herausgeber bzw. der/die Autor(en), exklusiv lizenziert an Springer-Verlag GmbH, DE, ein Teil von Springer Nature 2024
A. Cavalcanti Kußmaul und F. Unglaub, *Frakturen der Mittelhand und Finger*, essentials, https://doi.org/10.1007/978-3-662-68976-9

Literatur

1. Statistisches Bundesamt Deutschland (Destatis) (2021) Aus dem Krankenhaus entlassene stationäre Patienten im Jahr 2021 mit Hauptdiagnosen S. 62.2–62.7

2. Cavalcanti Kußmaul A, Kühlein T, Langer MF, et al (2023) The Treatment of Closed Finger and Metacarpal Fractures. Deutsches Arzteblatt international. https://doi.org/10.3238/arztebl.m2023.0226

3. Bergh C, Wennergren D, Möller M, Brisby H (2021) Fracture incidence in adults in relation to age and gender: A study of 27,169 fractures in the Swedish Fracture Register in a well-defined catchment area. PLoS ONE 15:1–18. https://doi.org/10.1371/journal.pone.0244291

4. Gigantesco A, Giuliani M (2011) Quality of life in mental health services with a focus on psychiatric rehabilitation practice. Ann Ist Super Sanità 47:S. 363–372. https://doi.org/10.4415/ANN

5. Dominguez-Prado DM, Ferradas-Garcia L, Perez-Alfonso E, et al (2022) Epidemiology of Bone Fractures in the Hand in Adult Population Using the ICD-10 Classification. Acta chirurgiae orthopaedicae et traumatologiae Cechoslovaca 89:252–259

6. Beerekamp MSH, de Muinck Keizer RJO, Schep NWL, et al (2017) Epidemiology of extremity fractures in the Netherlands. Injury 48:1355–1362. https://doi.org/10.1016/j.injury.2017.04.047

7. Gordon AM, Malik AT, Goyal KS (2021) Trends of hand injuries presenting to US emergency departments: A 10-year national analysis. The American journal of emergency medicine 50:466–471. https://doi.org/10.1016/j.ajem.2021.08.059

8. Wenzinger E, Rivera-Barrios A, Gonzalez G, Herrera F (2019) Trends in Upper Extremity Injuries Presenting to US Emergency Departments. Hand 14:408–412. https://doi.org/10.1177/1558944717735943

9. De Francesco F, Gravina P, Varagona S, et al (2022) Biophysical Stimulation in Delayed Fracture Healing of Hand Phalanx: A Radiographic Evaluation. Biomedicines 10. https://doi.org/10.3390/biomedicines10102519

10. Popova D, Welman T, Vamadeva S V, Pahal GS (2020) Management of hand fractures. British journal of hospital medicine (London, England: 2005) 81:1–11. https://doi.org/10.12968/hmed.2020.0140

© Der/die Herausgeber bzw. der/die Autor(en), exklusiv lizenziert an Springer-Verlag GmbH, DE, ein Teil von Springer Nature 2024
A. Cavalcanti Kußmaul und F. Unglaub, *Frakturen der Mittelhand und Finger*, essentials, https://doi.org/10.1007/978-3-662-68976-9

11. Bennani A, Zizah S, Benabid M, et al (2012) Le double embrochage intermétacarpien dans le traitement chirurgical de la fracture de Bennett (à propos de 24 cas). Chirurgie de la Main 31:157–162. https://doi.org/10.1016/j.main.2012.04.011
12. Thelen S, Windolf J (2019) Finger- und Mittelhandfrakturen. Orthopädie und Unfallchirurgie up2date 14:. https://doi.org/10.1055/a-0609-9878
13. Zach A, Lautenbach M, Merk H, et al (2013) Frakturen der Phalangen. Handchirurgie Scan 02:49–67. https://doi.org/10.1055/s-0032-1326002
14. Spies CK, Langer M, Hohendorff B, et al (2019) Open reduction and screw/plate osteosynthesis of metacarpal fractures. Operative Orthopadie und Traumatologie 31:422–432
15. Duncan SFM, Saracevic CE, Kakinoki R (2013) Biomechanics of the hand. Hand clinics 29:483–492. https://doi.org/10.1016/j.hcl.2013.08.003
16. Christodoulou N, Asimakopoulos D, Kapetanos K, et al (2022) Principles of management of hand fractures. J Perioper Pract 17504589221119739. https://doi.org/10.1177/17504589221119739
17. Vargas A, Chiapas-Gasca K, Hernández-Díaz C, et al (2012) Clinical anatomy of the hand. Reumatol Clin 8 Suppl 2:25–32. https://doi.org/10.1016/j.reuma.2012.10.004
18. Langer MF, Warwick D, Unglaub F, Grünert J (2021) The Anatomy and Functional Importance of Finger Joints: A Short Atlas. In: Arthroplasty in Hand Surgery: FESSH Instructional Course Book 2020, 1. Edition. Georg Thieme Verlag KG, Stuttgart, pp 3–20
19. Unglaub F, Langer MF, Löw S, et al (2019) Open reduction and plate/screw osteosynthesis of proximal phalanx fractures. Oper Orthop Traumatol 31:408–421. https://doi.org/10.1007/s00064-019-0598-4
20. Kollitz KM, Hammert WC, Vedder NB, Huang JI (2014) Metacarpal fractures: treatment and complications. Hand (New York, NY) 9:16–23. https://doi.org/10.1007/s11552-013-9562-1
21. Taghinia AH, Talbot SG (2019) Phalangeal and Metacarpal Fractures. Clinics in plastic surgery 46:415–423. https://doi.org/10.1016/j.cps.2019.02.011
22. Carreño A, Ansari MT, Malhotra R (2020) Management of metacarpal fractures. Journal of clinical orthopaedics and trauma 11:554–561. https://doi.org/10.1016/j.jcot.2020.05.043
23. Meals C, Meals R (2013) Hand fractures: a review of current treatment strategies. The Journal of hand surgery 38:1021–31; quiz 1031. https://doi.org/10.1016/j.jhsa.2013.02.017
24. Seegmüller J, Mehling IM, Arsalan-Werner A, Sauerbier M (2017) Basisfrakturen des 1. Mittelhandknochens
25. Windolf J, Siebert H, Werber KD, Schädel-Höpfner M (2008) Behandlung von Fingerfrakturen. Der Unfallchirurg 111. https://doi.org/10.1007/s00113-008-1438-4
26. Wehbé MA, Schneider LH (1984) Mallet fractures. The Journal of bone and joint surgery American volume 66:658–669
27. Leddy JP, Packer JW (1977) Avulsion of the profundus tendon insertion in athletes. The Journal of hand surgery 2:66–69. https://doi.org/10.1016/s0363-5023(77)80012-9
28. Smith JHJ (1981) Avulsion of a profundus tendon with simultaneous intraarticular fracture of the distal phalanx--case report. The Journal of hand surgery 6:600–601. https://doi.org/10.1016/s0363-5023(81)80141-4

29. Weiss AP, Hastings H 2nd (1993) Distal unicondylar fractures of the proximal phalanx. The Journal of hand surgery 18:594–599. https://doi.org/10.1016/0363-5023(93)902 97-G

30. Al-Qattan MM, Al-Qattan AM (2015) A review of phalangeal neck fractures in children. Injury 46:935–944. https://doi.org/10.1016/j.injury.2015.02.018

31. Hintringer W, Ender HG (1986) [Percutaneous management of intra-articular fractures of the interphalangeal joints of the fingers]. Handchirurgie, Mikrochirurgie, plastische Chirurgie : Organ der Deutschsprachigen Arbeitsgemeinschaft fur Handchirurgie : Organ der Deutschsprachigen Arbeitsgemeinschaft fur Mikrochirurgie der Peripheren Nerven und Gefasse : Organ der V. 18:S. 356–362

32. Seno N, Hashizume H, Inoue H, et al (1997) Fractures of the base of the middle phalanx of the finger. Classification, management and long-term results. The Journal of bone and joint surgery British volume 79:758–763. https://doi.org/10.1302/0301-620x.79b5.7664

33. Boeckstyns MEH (2020) Current methods, outcomes and challenges for the treatment of hand fractures. The Journal of hand surgery, European volume 45:547–559. https://doi.org/10.1177/1753193420928820

34. Taghinia AH, Talbot SG (2019) Phalangeal and Metacarpal Fractures. Clinics in plastic surgery 46:415–423. https://doi.org/10.1016/j.cps.2019.02.011

35. Cheah AE-J, Yao J (2016) Hand Fractures: Indications, the Tried and True and New Innovations. The Journal of hand surgery 41:712–722. https://doi.org/10.1016/j.jhsa.2016.03.007

36. Hyatt BT, Rhee PC (2019) Wide-Awake Surgical Management of Hand Fractures: Technical Pearls and Advanced Rehabilitation. Plastic and reconstructive surgery 143:800–810. https://doi.org/10.1097/PRS.0000000000005379

37. Diaz-Garcia R, Waljee JF (2013) Current management of metacarpal fractures. Hand clinics 29:507–518. https://doi.org/10.1016/j.hcl.2013.09.004

38. Windolf J, Rueger JM, Werber KD, et al (2009) [Treatment of metacarpal fractures. Recommendations of the Hand Surgery Group of the German Trauma Society]. Der Unfallchirurg 112:S. 577–88; quiz 589. https://doi.org/10.1007/s00113-009-1630-1

39. Prokop A, Kulus S, Helling HJ, et al (1999) [Are there guidelines for treatment of metacarpal fractures? Personal results and literature analysis of the last 12 years]. Der Unfallchirurg 102:50–58. https://doi.org/10.1007/s001130050372

40. Franssen BBGM, van Diest PJ, Schuurman AH, Kon M (2008) Drilling K-wires, what about the osteocytes? An experimental study in rabbits. Archives of orthopaedic and trauma surgery 128:83–87. https://doi.org/10.1007/s00402-007-0382-z

41. Matloub HS, Jensen PL, Sanger JR, et al (1993) Spiral fracture fixation techniques. A biomechanical study. Journal of hand surgery (Edinburgh, Scotland) 18:515–519. https://doi.org/10.1016/0266-7681(93)90162-9

42. Schneider LH (1988) Fractures of the distal phalanx. Hand clinics 4:537–547

43. Meijs CMEM, Verhofstad MHJ (2009) Symptomatic nonunion of a distal phalanx fracture: treatment with a percutaneous compression screw. The Journal of hand surgery 34:1127–1129. https://doi.org/10.1016/j.jhsa.2009.02.022

44. Seymour N (1966) Juxta-epiphysial fracture of the terminal phalanx of the finger. The Journal of bone and joint surgery British volume 48:347–349

45. Calfee RP, Sommerkamp TG (2009) Fracture-dislocation about the finger joints. The Journal of hand surgery 34:1140–1147. https://doi.org/10.1016/j.jhsa.2009.04.023

46. Janousek A, Zifko B, Klimesch E (1996) [Results of conservative treatment of bony palmar plate avulsion of the middle joint (type I and type II according to Hintringer and Leixnering)]. Handchirurgie, Mikrochirurgie, plastische Chirurgie : Organ der Deutschsprachigen Arbeitsgemeinschaft fur Handchirurgie : Organ der Deutschsprachigen Arbeitsgemeinschaft fur Mikrochirurgie der Peripheren Nerven und Gefasse : Organ der V. 28:S. 242–245

47. Dias JJ (2004) Intraarticular injuries of the distal and proximal interphalangeal joints. In: Hand Surgery. Lippincott Williams & Wilkins, Philadelphia, pp 153–174

48. Jones NF, Jupiter JB, Lalonde DH (2012) Common fractures and dislocations of the hand. Plastic and reconstructive surgery 130:722e–736e. https://doi.org/10.1097/PRS. 0b013e318267d67a

49. Holst-nielsen F (1976) Subcapital fractures of the four ulnar metacarpal bones. The Hand 8:290–293. https://doi.org/10.1016/0072-968x(76)90017-6

50. Konradsen L, Nielsen PT, Albrecht-Beste E (1990) Functional treatment of metacarpal fractures 100 randomized cases with or without fixation. Acta orthopaedica Scandinavica 61:531–534. https://doi.org/10.3109/17453679008993576

51. Theeuwen GA, Lemmens JA, van Niekerk JL (1991) Conservative treatment of boxer's fracture: a retrospective analysis. Injury 22:394–396. https://doi.org/10.1016/0020-138 3(91)90103-l

52. Abdon P, Mühlow A, Stigsson L, et al (1984) Subcapital fractures of the fifth metacarpal bone. Archives of orthopaedic and traumatic surgery Archiv fur orthopadische und Unfall-Chirurgie 103:231–234. https://doi.org/10.1007/BF00387327

53. Maitra A, Sen B (1990) Displaced boxers' fractures: a simple and effective method of external splintage. The British journal of clinical practice 44:348–351

54. Bloem JJ (1971) The treatment and prognosis of uncomplicated dislocated fractures of the metacarpals and phalanges. Archivum chirurgicum Neerlandicum 23:55–65

55. Foucher G (1995) "Bouquet" osteosynthesis in metacarpal neck fractures: a series of 66 patients. The Journal of hand surgery 20:S86-90. https://doi.org/10.1016/s0363-502 3(95)80176-6

56. Foucher G, Chemorin C, Sibilly A (1976) [A new technic of osteosynthesis in fractures of the distal 3d of the 5th metacarpus]. La Nouvelle presse medicale 5:1139–1140

57. Lowka K (1990) [Fractures of the mid-hand area--classification, management, results and problems]. Langenbecks Archiv fur Chirurgie Supplement II, Verhandlungen der Deutschen Gesellschaft fur Chirurgie Deutsche Gesellschaft fur Chirurgie Kongress S. 713–720

58. Bartelmann U, Dietsch V, Landsleitner B (2000) [Fractures near the base of the first metacarpal bone--clinical outcome of 21 patients]. Handchirurgie, Mikrochirurgie, plastische Chirurgie : Organ der Deutschsprachigen Arbeitsgemeinschaft fur Handchirurgie : Organ der Deutschsprachigen Arbeitsgemeinschaft fur Mikrochirurgie der Peripheren Nerven und Gefasse : Organ der V. 32:S. 93–101. https://doi.org/10.1055/s-2000-19249

59. Green DP, O'Brien ET (1972) Fractures of the thumb metacarpal. Southern medical journal 65:807–814. https://doi.org/10.1097/00007611-197207000-00007

60. Dial WB, Berg E (1972) Bennett's fracture. The Hand 4:229–235. https://doi.org/10. 1016/s0072-968x(72)80006-8

61. Hove LM (1993) Fractures of the hand. Distribution and relative incidence. Scandinavian journal of plastic and reconstructive surgery and hand surgery 27:317–319

62. Winterstein O (1927) Die Frakturformen des Os metacarpale I. Schweiz Med Wochenschr 57:193–197
63. Bennett EH (1883) Fracture of the metacarpal bones. Dublin J Med Sci 73:72–75
64. Bettinger PC, Berger RA (2001) Functional ligamentous anatomy of the trapezium and trapeziometacarpal joint (gross and arthroscopic). Hand clinics 17:151–68, vii
65. Demir E, Unglaub F, Wittemann M, et al (2006) [Surgically treated intraarticular fractures of the trapeziometacarpal joint -- a clinical and radiological outcome study]. Der Unfallchirurg 109:13–21. https://doi.org/10.1007/s00113-005-0988-y
66. Culp RW, Johnson JW (2010) Arthroscopically assisted percutaneous fixation of Bennett fractures. J Hand Surg Am 35:137–140. https://doi.org/10.1016/j.jhsa.2009.10.019
67. Hülsbergen-Krüger S, Buck-Gramcko D, Partecke B-D (1994) Die operative Behandlung des Bennettschen Verrenkungsbruches. Oper Orthop Traumatol 6:132–142. https://doi.org/10.1007/BF02512700
68. Rolando S (1910) Fracture de la base du premier metacarpien, et principalement sur une variete non encore decrite. Press Med 33: S. 303–304
69. Leclère FMP, Jenzer A, Hüsler R, et al (2012) 7-year follow-up after open reduction and internal screw fixation in Bennett fractures. Archives of orthopaedic and trauma surgery 132:1045–1051. https://doi.org/10.1007/s00402-012-1499-2
70. Mehling IM, Schillo K, Arsalan-Werner A, et al (2016) [Fractures of the thumb ray]. Der Unfallchirurg 119:978–985. https://doi.org/10.1007/s00113-016-0233-x
71. Gajendran VK, Gajendran VK, Malone KJ (2015) Management of complications with hand fractures. Hand clinics 31:165–177. https://doi.org/10.1016/j.hcl.2014.12.001
72. Jupiter JB, Koniuch MP, Smith RJ (1985) The management of delayed union and nonunion of the metacarpals and phalanges. The Journal of hand surgery 10:457–466. https://doi.org/10.1016/s0363-5023(85)80066-6
73. Balaram AK, Bednar MS (2010) Complications after the fractures of metacarpal and phalanges. Hand clinics 26:169–177. https://doi.org/10.1016/j.hcl.2010.01.005
74. Chow SP, Pun WK, So YC, et al (1991) A prospective study of 245 open digital fractures of the hand. Journal of hand surgery (Edinburgh, Scotland) 16:137–140. https://doi.org/10.1016/0266-7681(91)90162-h
75. McLain RF, Steyers C, Stoddard M (1991) Infections in open fractures of the hand. The Journal of hand surgery 16:108–112. https://doi.org/10.1016/s0363-5023(10)80022-x
76. Reilly KE, Linz JC, Stern PJ, et al (1997) Osteomyelitis of the tubular bones of the hand. The Journal of hand surgery 22:644–649. https://doi.org/10.1016/S0363-5023(97)80122-0
77. Melf-Marzi A, Böhringer B, Wiehle M, Hausteiner-Wiehle C (2022) Modern Principles of Diagnosis and Treatment in Complex Regional Pain Syndrome. Deutsches Ärzteblatt international 119:879–886. https://doi.org/10.3238/arztebl.m2022.0358
78. Buchler U, McCollam SM, Oppikofer C (1991) Comminuted fractures of the basilar joint of the thumb: combined treatment by external fixation, limited internal fixation, and bone grafting. The Journal of hand surgery 16:556–560. https://doi.org/10.1016/0363-5023(91)90032-7

Printed in the United States
by Baker & Taylor Publisher Services